ISBN 978-3-662-28102-4   ISBN 978-3-662-29610-3 (eBook)
DOI 10.1007/978-3-662-29610-3

(Aus der Universitäts-Frauenklinik Innsbruck [Vorstand: Prof. Dr. *T. Antoine*].)

Über die Blutdruckerhöhung im Beginne des Preßaktes, ihr Ausmaß, ihre Entstehungsweise und Bedeutung[1].

Von

Dr. Max Ospelt,

Assistent der Klinik.

Mit 6 Textabbildungen.

Die Physiologie lehrt, daß der Blutdruck von verschiedenen Umständen abhängt. Vor allem beeinflußt die Herztätigkeit seine Größe. Wenn die Zahl der Herzschläge und das Schlagvolumen gleichzeitig zunehmen, wächst er. Er kann allerdings auch trotz Erhöhung der Herzfrequenz gleichbleiben, falls dabei das Schlagvolumen abnimmt und umgekehrt. Auch das Verhalten der Blutgefäße regelt den Blutdruck. Vermehrte Widerstände im Gefäßsystem (Kontraktion zahlreicher Gefäße) begünstigen sein Ansteigen; Erweiterung der Gefäße eines größeren Körperabschnittes (z. B. im Splanchnicusgebiet) kann mitunter zu bedrohlichem Absinken des Blutdruckes führen. Über die Kreislauforgane und damit auch über den Blutdruck herrscht als regulierender Faktor das Nervensystem (Blutdruckzügler, Vasomotorenzentrum).

Die Kenntnis der Zusammenhänge zwischen bestimmten Zuständen und Ereignissen in unserem Körper einerseits und dem Blutdruck andererseits ist nicht allein theoretisch wichtig, sie hat vielmehr auch praktische Bedeutung. Man denke nur an die Rückwirkung operativer Eingriffe, anästhesierender Maßnahmen (Lumbalanästhesie), gewisser Sportarten, geistiger und körperlicher Arbeit auf den Blutdruck. Solche und ähnliche Beziehungen sind jedoch manchmal nicht leicht zu klären. Der Vorgang der Blutdruckregulierung ist eben so kompliziert, daß Schwankungen der Versuchsergebnisse verständlich erscheinen.

Die Frage nach der Beeinflussung des Blutdruckes durch den Geburtsvorgang interessiert besonders den Geburtshelfer und war dementsprechend mehrfach Gegenstand wissenschaftlicher Erörterungen. Übereinstimmend hebt man die blutdrucksteigernde Wirkung des Geburtsaktes hervor; verschiedene Ursachen werden dafür verantwortlich gemacht. *H. Schröder* erwähnt in dieser Hinsicht psychische Momente (Schmerz, Angst, Aufregung), Gebärmutterzusammenziehungen, vermehrte Muskelarbeit ganz allgemein, Anspannung der Bauchpresse. Er betont ausdrücklich, daß die maßgebenden Einflüsse individuell

---

[1] Vorgelegt zur Erlangung des Grades eines Dr. med. habil. der medizinischen Fakultät der Deutschen Alpenuniversität Innsbruck.

schwanken. Aus ihrer Wechselwirkung können völlig differente, ja sogar paradoxe Blutdruckwerte hervorgehen. *O. Fellner* erblickt in kontrahierten Uterusgefäßen während der Wehen eine Erschwerung der Zirkulation, die zur Erhöhung des Blutdruckes führt. *von Jaschke* hebt die Bedeutung des Vasotonus im Splanchnicusgebiet hervor, indem er sagt: „Alles spricht dafür, daß dieses Gebiet vom Uterus aus, wenigstens unter der Geburt, mit in Erregung versetzt wird." *Frey* bezieht die Blutdrucksteigerung während der Wehen auf eine stärkere Füllung des Herzens durch das ausgepreßte Gebärmutterblut.

Wenn auch für die physiologische Blutdrucksteigerung während der Wehen Verschiedenes verantwortlich gemacht wird, ist doch die immer wiederkehrende Angabe, daß gerade die Preßwehen zur Blutdruckerhöhung führen, auffällig. Besonders *v. Jaschke* spricht dies deutlich aus: „Die Preßwehen steigern den Druck namentlich bei unruhigen Frauen viel stärker als die Wehen der Eröffnungsperiode."

Die im Schrifttum enthaltenen quantitativen Angaben über das Ansteigen des Blutdruckes während der Geburt zeigen verschiedene Werte. *Woodbury, Hamilton* und *Torpin* haben den Blutdruck in der Art. brachialis unter der Geburt direkt bestimmt. Sie notieren Blutdrucksteigerungen von 90/50 bis 120/83 und von 150/100 bis 205/165 mm Hg. *Ohligmacher* und *Doerr*, die ausschließlich in den Wehenpausen gemessen haben, fanden in der Eröffnungszeit eine Erhöhung von 5 bis 10 mm Hg, in der Ausstoßungszeit ein abermaliges Ansteigen um 5—10 mm Hg; als durchschnittliche Gesamtsteigerung durch die Geburt geben sie 18 mm Hg an. Demgegenüber vermerkt *H. Schröder* Druckdifferenzen bis zu 90 mm Hg bei den stärksten Wehen. *O. Fellner* beschreibt, daß der Druck zur Zeit sehr starker Wehen um etwa 90 mm Hg schwanken kann. Den höchsten Druck hat er beim Einschneiden des Kopfes beobachtet. Er erwähnt dabei aber ausdrücklich, daß die Druckerhöhung wesentlich geringer ist, wenn der Schädel in der Wehenpause durchtritt und der Frau dabei das Pressen untersagt wird. Gerade diese Beobachtung beweist den erheblichen Einfluß der Preßwehen auf den Blutdruck.

Hinsichtlich der Rückwirkungen des Pressens auf den Kreislauf gibt es mancherlei Möglichkeiten. Auf das Herz, die großen Blutgefäße in seiner Nachbarschaft und auf die Blutträume in der Leber wird ein Druck ausgeübt. Die Lungencapillaren werden komprimiert. Die mit der Pressung einhergehende Erhöhung des intrakraniellen Druckes könnte über eine Reizung des Zentralnervensystems den Blutdruck verändern; aber auch die Druckverhältnisse in den großen Schlagadern sind von Bedeutung für reflektorische Tonusänderungen der Blutgefäße.

Die Tatsache, daß durch Pressung der Blutdruck ansteigt, ist schon lange bekannt. *Wezler* und *Knebel*, die sich in jüngerer Zeit ausführlich mit den Auswirkungen des *Valsalva*-Versuches auf den Kreislauf befaßten, konnten im Anfang des Pressens, d. h. in den ersten 5 Sek. regelmäßig eine Erhöhung des systolischen Blutdruckes feststellen; bei länger anhaltendem Pressen fällt dieser jedoch stark ab, und zwar im Mittel etwa 4 mm unter den normalen Ausgangswert; auf diesen Druckabfall kann sich in einer späteren Preßphase ein neuerlicher Blutdruckanstieg anschließen. Eine eindrucksvolle bildliche Darstellung dieser Verhältnisse geben einige Kurven in R. *Wagners* Abhandlung „Methodik und Ergebnisse fortlaufender Blutdruckschreibung am Menschen".

Die Voraussetzung für ausgiebiges Pressen, wie es z. B. unter der Geburt beobachtet wird, ist eine entsprechende Luftfüllung der Lunge durch vorherige Einatmung. Mit dem Beginn des Preßaktes schließt sich die Glottis, dann kontrahieren sich „alle die Muskeln, die durch ihre Zusammenziehung die Rumpfwand einem idealen Mittelpunkt im Leibe nähern" *(Mathes)*. Die Folge ist eine Kompression sämtlicher Bauch- und Brustorgane. Die Drucksteigerung muß sich nach physikalischen Gesetzen im gasförmigen und flüssigen Inhalt der genannten Organe allseitig fortpflanzen. Der intraabdominelle und der intrapulmonale Druck hängen innig zusammen. Es ist zwar möglich, wie *Mathes* betont hat, den Bauchraum allein mit den Muskeln der Bauchwände, des Beckenbodens und dem Zwerchfell unter Druck zu setzen, jedoch nur nach längerer Übung und unter ganz ungewöhnlicher Beanspruchung des Diaphragmas. Abgesehen von diesem Ausnahmefall werden Brust- und Bauchhöhle beim Preßakt stets gemeinsam in Anspruch genommen.

Die Messung des intraperitonealen Druckes stößt aus methodischen Gründen auf Schwierigkeiten. Die Bestimmung des intrapulmonalen Druckes ist dagegen verhältnismäßig einfach. Man läßt die Versuchsperson mit offener Glottis Luft gegen ein Manometer blasen; der Manometerstand entspricht dann, falls die Stimmritze offen bleibt, dem im Bronchialbaum herrschenden Luftdruck. Die Experimente *Bürgers* zeigen, daß nur wenige Menschen imstande sind, bei willkürlicher Preßatmung gegen ein Hg-Manometer Drucksteigerungen bis 140 mm Hg zu erzeugen. Damit stimmen die im Oesophagus bei starken Anstrengungen (Stemmen) gemessenen Druckwerte von etwa 90—120 mm Hg überein *(Schlippe)*; *Bruck* berichtet über Druckwerte bis zu 190 mm Hg beim Heben eines Zentnergewichtes.

Die gleichzeitige Messung des Blutdruckes und des Luftdruckes im Bronchialbaum ermöglicht es, diese beiden Größen zueinander in Beziehung zu bringen. Bei der Überprüfung derart komplexer physiologischer Zusammenhänge erscheint es zweckmäßig, zwischen dem primären rein mechanisch-physikalischen Einfluß und den daraus erst sekundär hervorgehenden Äußerungen der lebenden Substanz zu unterscheiden. Je kürzer die Zeit, um so reiner tritt das physikalische Moment hervor, je mehr sie verstreicht, um so eher kann das mechanische Geschehen durch biologische Vorgänge überdeckt werden.

Um hinsichtlich der Auswirkung einer intrapulmonalen Drucksteigerung auf den Blutdruck hauptsächlich die physikalischen Momente zu erfassen, haben wir die erste Zeit des Preßaktes herangezogen. Die entsprechenden Versuche wurden zunächst an 20 nichtschwangeren Frauen im Alter von 18—37 Jahren vorgenommen; sie alle waren auf Grund eingehender internistischer Untersuchungen als gesund, insbesondere als kreislaufgesund zu betrachten. Das Verfahren, das zur Anwendung gelangte, entspricht annähernd dem *Valsalva*-Versuch.

Die Versuchsperson befindet sich in sitzender Körperhaltung. Auf einem Tisch vor ihr stehen 2 Hg-Manometer; das eine wird mit der Armmanschette eines Blutdruckmeßapparates in Verbindung gesetzt, das andere ist durch einen Gummischlauch mit einem Mundstück verbunden, welches das Einpressen der Luft in das Manometer ermöglicht. Die Frauen erhalten zunächst die Aufgabe, die Quecksilbersäule rasch, d. h. etwa in einer Sekunde, auf eine bestimmte Höhe zu treiben; der bei jedem Anpressen jeweils erzielte Maximaldruck muß sodann noch kurze Zeit gleichmäßig festgehalten werden. Es ist begreiflich, daß diesen Anforderungen vielfach nicht sogleich entsprochen wird. Dann bleibt nichts anderes übrig, als vorher zu üben. Zu unseren Versuchen ist schließlich nur geeignet, wer es zustandebringt, einen Preßdruck von 70 mm Hg in ruhiger Haltung zu erzeugen. Da höhere Drucke der stärkeren Anstrengung entsprechend meist von einer körperlichen Unruhe begleitet sind, die eine zuverlässige Blutdruckmessung stört, finden sie mit wenigen Ausnahmen keine Berücksichtigung. Erst wenn die nötige Fertigkeit im Anpressen erreicht ist, beginnen die Versuche. Um dem Kreislauf vorher Zeit zu geben, sich anzupassen, vor allem aber, damit sich der Blutdruck auf eine entsprechende Basis einstellt, wird zunächst noch 10 Min. gewartet. Diese Wartezeit benützt man, um psychische Einflüsse durch gleichgültige Redensarten abzulenken. Anschließend preßt die Versuchsperson die Hg-Säule in der oben beschriebenen Weise so oft auf eine festgelegte Höhe, bis der dabei auftretende maximale Blutdruckwert ermittelt ist. Sodann wird dasselbe bei einem anderen intrapulmonalen Druck solange fortgesetzt, bis schließlich im Intervall von 20—70 mm Hg eine Reihe von Blutdruckmaxima gefunden ist; den geringen Preßdruck von 10 mm Hg ziehen wir nicht in Betracht, weil häufig keine sicher verwertbaren Blutdruckänderungen zu bemerken sind.

Es seien hier kurz einige Fehlerquellen hervorgehoben, deren Übersehen zu falschen Ergebnissen führen könnte. So mußte vor allem die Feststellung gemacht werden, daß die Beeinflussung des Blutdruckes durch Anpressen der Hg-Säule auf eine gewünschte Höhe unter anderem von der Zeit abhängig ist, die dabei verstreicht. Wenn man die Hg-Säule bald rascher, bald langsamer hinauftreibt, ergeben sich bei gleichem intrapulmonalen Enddruck verschiedene Resultate. Diese Tatsache findet später noch eine entsprechende Würdigung. Es ist daher bei den Versuchen immer wieder darauf zu achten, daß die Hg-Säule stets in der gleichen Zeit angedrückt wird.

Da es möglich erschien, daß verschieden starke Luftfüllung der Lunge vor dem Einsetzen der Pressung das Versuchsergebnis beeinträchtigt, wurden bei 10 Versuchspersonen Nachprüfungen in dieser Richtung angestellt. Es war dabei zu sehen, daß ein wesentlicher Unterschied in der Beeinflussung des Blutdruckes durch einen Preßdruck von beispielsweise 50 mm Hg nicht besteht, wenn vorher mehr oder weniger tief eingeatmet wurde. Das Ausmaß der Einatmung kann somit den Versuch nicht erheblich stören. Trotzdem haben wir stets ein ungefähr gleich tiefes Einatmen vor jedem Preßversuch verlangt.

Eine Frau fiel auf, weil sie die Hg-Säule ganz mühelos zum Ansteigen brachte. Bei näherem Zusehen stellte es sich heraus, daß sie nicht wie alle anderen Frauen mit offener Glottis preßte; sie erleichterte sich ihre Aufgabe, indem sie das Manometer bei geschlossener Stimmritze mit Hilfe der Wangen-Gaumen-Rachen-Mundbodenmuskulatur unter Druck setzte. Da diese Versuchsperson immer wieder diese Art des Einblasens anwandte, mußte sie ausgeschaltet werden. Späterhin wurde die Fehlerquelle durch Anwendung eines dickeren und längeren Schlauches zwischen Mundstück und Manometer behoben; denn je mehr Luft dieser Schlauch enthält, um so schwieriger wird es, mit den genannten Muskeln unter Verschluß der Stimmritze das Manometer hochzublasen.

Eine zu rasche Aufeinanderfolge der Preßakte könnte dadurch stören, daß dem Kreislauf in den Pausen dazwischen zu wenig Zeit bleibt, sich zu erholen. Daher wurde vor jedem einzelnen Anpressen der Blutdruck bestimmt und jeweils solange zugewartet, bis er sich annähernd, d. h. ungefähr innerhalb eines Intervalles von 10 mm Hg auf die ursprüngliche Basis wieder eingestellt hatte.

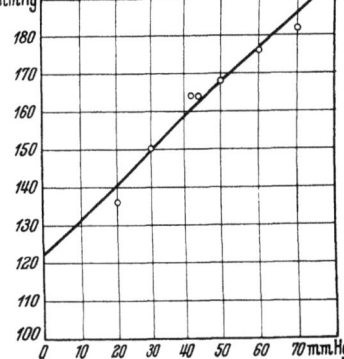

Abb. 1. Graphische Darstellung der Beziehungen zwischen Preßdruck und systolischem Blutdruck bei B. H., 22 Jahre. Auf den Abszissen sind die Preßdruckwerte, auf den Ordinaten die Blutdruckwerte aufgetragen.

Weil die Ermüdung wie bei allen biologischen Vorgängen so auch hier eine Rolle spielen könnte, wurden unsere Versuche stets nur solange fortgesetzt, als keinerlei Zeichen in dieser Richtung nachweisbar waren. Gegebenenfalls mußten von Zeit zu Zeit Pausen von einigen Minuten Dauer zwischen den Preßakten eingeschaltet werden.

Wir achteten ferner darauf, daß nicht mit vollem Magen gepreßt wurde. Eine vorherige Entleerung der Blase war nötig, einerseits um den *Valsalva*-Versuch zu erleichtern, andererseits um einer Beeinflussung des Blutdruckes durch eine volle Blase auszuweichen; berichtet doch *Oppenheimer* über Blutdrucksteigerung bei akuter Harnverhaltung. Schließlich wurden alle Frauen während der Menses vom Versuche ausgeschlossen, weil vielfach über Rückwirkungen dieses Zustandes auf die Kreislauforgane berichtet wird.

Die Blutdruckmessung fand immer durch die gleiche Person statt, und zwar palpatorisch.

In Tabelle 1 sind die unter den beschriebenen Bedingungen ermittelten Versuchsergebnisse festgehalten.

Was sagen nun diese Zahlen? Zunächst geht daraus einwandfrei hervor, daß mit der Pressung der Blutdruck steigt. Bei genauerem Betrachten der Zahlenreihen bemerkt man überdies keine regellosen Beziehungen, sondern innerhalb einer gewissen Streuung ein auffällig regelmäßiges Verhalten, d. h. der Blutdruck steigt um so höher, und zwar annähernd linear an, je stärker gepreßt wird. Dies kommt am besten durch Einzeichnen der jeweils erreichten Blutdruckmaxima in ein Koordinatennetz zum Ausdruck, wobei auf der Abszisse die Preßdruckwerte, auf der Ordinate die höchsten beobachteten Blutdruckwerte vermerkt werden. Als Beispiel sei hier das erste der 20 Versuchsergebnisse der Tabelle 1 graphisch dargestellt (Abb. 1).

Kleine Kreischen entsprechen den einzelnen Beobachtungen. Die zwischen den so angezeichneten Stellen vermittelnde Gerade wurde durch analytische Inter-

Tabelle 1.

Name, Alter, Ausgangswert des syst. Blutdruckes in mm Hg	Die oberen Zahlenreihen in den einzelnen Rubriken stellen die Preßdruckwerte, die unteren Zahlenreihen die entsprechenden Blutdruckwerte in mm Hg dar										
B. H., 22 Jahre, 110—120	20 136	30 150	42 164	44 164	50 168	60 176	70 182				
E. M., 25 Jahre, 100—110	20 120	30 126	40 136	50 144	60 154	68 158	70 162				
F. M., 21 Jahre, 100—110	20 116	22 118	30 128	40 134	42 134	50 140	60 150	70 156	72 158		
G. M., 27 Jahre, 110—120	22 124	30 134	42 142	50 150	60 160	70 166					
H. A., 27 Jahre, 110—120	22 128	32 138	42 152	52 158	54 158	62 170	74 180				
H. St., 28 Jahre, 110—120	20 126	30 134	40 142	50 154	60 162	70 170					
K. A., 25 Jahre, 100—110	24 124	34 130	44 140	56 156	64 164	68 164	72 166				
K. H., 32 Jahre, 110—120	20 128	22 136	30 146	40 148	42 152	50 160	52 160	60 168	62 164	70 174	
K. K., 23 Jahre, 100—110	20 120	22 122	30 126	32 126	40 136	50 142	52 142	60 150	70 158		
K. N., 27 Jahre, 100—110	20 118	30 124	40 134	50 142	60 150	68 156	72 160				
M. E., 19 Jahre, 110—120	20 126	30 136	42 142	50 150	62 164	72 170	74 174				
O. O., 20 Jahre, 100—110	20 130	30 132	32 138	40 152	42 150	50 160	52 166	60 170	70 180		
P. G., 20 Jahre, 100—110	20 124	22 120	30 138	32 138	34 134	40 142	42 142	50 148	52 154	54 152	60 156	70 162	72 164
R. H., 37 Jahre, 100—110	20 120	30 128	40 132	50 142	60 148	70 158					
R. R., 19 Jahre, 110—120	20 130	30 142	40 148	50 156	60 166	68 172					
S. B., 18 Jahre, 100—110	20 126	32 136	40 142	42 144	50 152	60 160	70 168				
Sch. A., 20 Jahre, 100—110	22 120	32 128	42 138	52 148	60 154	62 154	70 162				
Sch. B., 30 Jahre, 110—120	22 130	32 134	34 136	42 142	44 142	54 152	64 158	74 166			
St. I., 27 Jahre, 110—120	20 130	30 140	40 150	50 158	60 164	70 174					
T. M., 19 Jahre, 96—106	20 120	30 132	40 136	50 138	60 148	62 146	70 152	72 154	80 164		

polation bestimmt. Ihre Gleichung lautet: $y = 122{,}5 + 0{,}898\,x$. Der Schnittpunkt dieser Geraden mit der Y-Achse markiert ungefähr den Ausgangswert des Blutdruckes. Der Koeffizient von x (in der Mathematik auch Richtungskoeffizient genannt) ist der Tangens des spitzen Winkels, den diese Gerade mit den Abszissen bildet. Er stellt somit ein Maß für das preßdruckrelative Ansteigen des Blutdruckes dar. Durch analoges Vorgehen gelangt man auch hinsichtlich der übrigen Versuche zu ähnlichen Resultaten. Als Mittelwert des Richtungskoeffizienten errechnet sich aus allen in Tabelle 1 mitgeteilten Beobachtungen die Zahl $0{,}85 \pm 0{,}1$.

Es zeigt sich somit, *daß das Ausmaß der Steigerung des systolischen Blutdruckes* durch einen rasch erfolgenden Preßakt unter den beschriebenen Versuchsbedingungen innerhalb der geprüften Grenzen *annähernd eine lineare Funktion der Luftdruckerhöhung im Bronchialbaum ist*. Es läßt sich daher das Ansteigen des systolischen Blutdruckes, mit dem bei Zunahme des intrapulmonalen Druckes gerechnet werden muß, vorher bestimmen, indem der aufgewandte Preßdruck mit dem durchschnittlichen Richtungskoeffizienten 0,85 multipliziert und dieses Produkt zum Ausgangswert des Blutdruckes addiert wird.

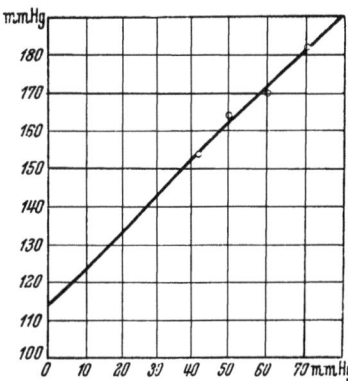

Abb. 2. Bestimmung des systolischen Ruheblutdruckes aus den beim Pressen erhobenen Blutdruckwerten auf analytischem Wege.

Man kann die Richtigkeit dieser Ergebnisse durch eine Gegenprobe erhärten. Zu diesem Zweck stellt man mehrere Blutdruckmaxima fest, die zu bestimmten Preßdrucken gehören. Das Resultat wird in einem Koordinatensystem festgehalten. Die durch analytische Interpolation berechnete vermittelnde Gerade kennzeichnet auf der Ordinatenachse einen Wert, der ungefähr mit dem Ruheblutdruck übereinstimmen soll. Dafür ein Beispiel (Abb. 2). Eine 22jährige Frau zeigt bei wiederholtem Anpressen auf 70, 60, 50 und 42 mm Hg maximale systolische Blutdruckwerte von 182, 170, 164 und 154 mm Hg. Die Punkte der Beobachtungsreihe liegen annähernd auf einer Geraden. Ihre Gleichung lautet: $y = 114{,}5 + 0{,}95\, x$. Sie schneidet die Ordinatenachse an einer Stelle, die einem Blutdruck von 114,5 mm Hg entspricht. Der nachträglich gemessene systolische Ruhedruck von 120—130 mm Hg stimmt damit annähernd überein.

Der Pressung und den dadurch ausgelösten Veränderungen im Körper kommt allgemein ärztliche Bedeutung zu. Von ganz besonderem Einfluß ist dieser Vorgang aber für die Geburt. Der Geburtshelfer wird sich daher fragen, ob die hier an der nichtschwangeren Frau erhobenen Beziehungen auch für die Gebärende in diesem Ausmaße gelten. Die unter dem Einfluß der Gestation auftretenden anatomischen und funktionellen Umstellungen am Herzen und an den Blutgefäßen (Änderung der Elastizitätsverhältnisse der Gefäßwände, veränderte Viscosität des Blutes) legen diese Fragestellung nahe. Da entsprechende Nachprüfungen an gebärenden Frauen kaum durchführbar waren, haben wir zu diesem Zweck 10 Hausschwangere am Ende der Gravidität herangezogen. Während für unsere früheren Versuche durchwegs Hebammenschülerinnen zur Verfügung standen, die das Anpressen auf ein bestimmtes Maß bald erlernten, bereitete die Erfüllung dieser Forderung bei den schwangeren

Frauen erhebliche Schwierigkeiten. Die Beobachtungsreihen sind daher unvollständiger. Immerhin konnten mit hinreichender Genauigkeit die früheren Erfahrungen bestätigt werden, wie aus Tabelle 2 hervorgeht.

Aus diesen Beobachtungen läßt sich ein durchschnittliches Ansteigen des systolischen Blutdruckes in der Höhe von etwa $0{,}85 \pm 0{,}13$ des aufgewandten Preßdruckes berechnen. Daraus geht hervor, *daß sich die während des Pressens beobachtete Blutdrucksteigerung bei hochgraviden Frauen gleich verhält wie bei nichtschwangeren.* Auch *Hansen* hat, allerdings unter etwas anderen Voraussetzungen, nämlich beim *Bürger*schen Preßdruckversuch an gesunden Schwangeren fast immer Blutdrucksteigerung beobachtet; nur eine Gravide zeigte keine Erhöhung, eine sogar eine Senkung des Blutdruckes von 5—10 mm Hg. Besonders

Tabelle 2.

Name, Alter, Zahl der Schwangerschaften, Ausgangswert des syst. Blutdruckes, Journal-Nr.	Preßdruck- und entsprechende Blutdruckwerte
B. P., 32 Jahre, V., 120—130 mm Hg, Journ.-Nr. 282/42	Beim Pressen auf 30 42 bzw. 50 mm Hg ergibt sich ein syst. Blutdruck von 152 158 bzw. 168 mm Hg
G. I., 26 Jahre, II., 116—126 mm Hg, Journ.-Nr. 222/42	Beim Pressen auf 32 42 50 60 bzw. 78 mm Hg ergibt sich ein syst. Blutdruck von 142 150 158 168 bzw. 180 mm Hg
H. A., 24 Jahre, V., 110—120 mm Hg, Journ.-Nr. 272/42	Beim Pressen auf 30 42 50 bzw. 64 mm Hg ergibt sich ein syst. Blutdruck von 136 148 154 bzw. 162 mm Hg
H. H., 25 Jahre, I., 126—136 mm Hg, Journ.-Nr. 229/42	Beim Pressen auf 32 42 bzw. 48 mm Hg ergibt sich ein syst. Blutdruck von 162 168 bzw. 176 mm Hg
M. A., 38 Jahre, IV., 130—146 mm Hg, Journ.-Nr. 226/42	Beim Pressen auf 40 60 70 bzw. 80 mm Hg ergibt sich ein syst. Blutdruck von 164 190 200 bzw. 210 mm Hg
P. F., 21 Jahre, I., 100—110 mm Hg, Journ.-Nr. 324/42	Beim Pressen auf 30 mm Hg ergibt sich ein syst. Blutdruck von 128 mm Hg. Da die Frau immer wieder diesen Preßdruck erzeugte, konnten keine anderen Beziehungen festgestellt werden
P. M., 20 Jahre, I., 110—120 mm Hg, Journ.-Nr. 238/42	Beim Pressen auf 40 bzw. 60 mm Hg ergibt sich ein syst. Blutdruck von 150 bzw. 170 mm Hg
R. M., 23 Jahre, II., 100—110 mm Hg, Journ.-Nr. 275/42	Beim Pressen auf 30 42 bzw. 52 mm Hg ergibt sich ein syst. Blutdruck von 132 142 bzw. 152 mm Hg
Ue. M., 39 Jahre, VII., 116—126 mm Hg, Journ.-Nr. 256/42	Bei oftmals wiederholtem Anpressen auf etwa 20 mm Hg (eine stärkere Pressung gelingt der Frau nicht) wird ein maximaler Blutdruckwert von 138 mm Hg erreicht
Un. M., 25 Jahre, II., 120—130 mm Hg, Journ.-Nr. 339/42	Beim Pressen auf 22 30 40 50 bzw. 60 mm Hg ergibt sich ein syst. Blutdruck von 142 152 160 166 bzw. 174 mm Hg

aufschlußreich erscheint eine tabellarische Zusammenstellung der *Hansen*schen Versuche, die diese Veränderung des Blutdruckes numerisch festhält. Wenn man als Ausgangswert den darin verzeichneten systolischen Blutdruck nach 10 tiefen Atemzügen in Betracht zieht und die jeweils beim Pressen gemessene Blutdrucksteigerung und ihren Mittelwert bestimmt, so ergibt sich ein durchschnittliches Anwachsen des Blutdruckes, das 0,63 des Preßdruckes ausmacht. Diese Zahl stimmt verhältnismäßig gut mit unserer überein, ganz besonders dann, wenn man berücksichtigt, daß sie unter anderen Versuchsbedingungen gewonnen wurde.

Daß diese an Schwangeren ermittelten Tatsachen auch für Gebärende zutreffen, geht aus der schon zitierten Arbeit von *Woodbury, Hamilton* und *Torpin* hervor; sie haben den Blutdruck in der Oberarmschlagader unter der Geburt direkt gemessen und dabei ein mit der Drucksteigerung in den Körperhöhlen parallel gehendes Ansteigen bemerkt. Uns bot sich nur ein einziges Mal die Gelegenheit, während der Preßwehen eine Blutdruckmessung mit verwertbarem Ergebnis vorzunehmen, und zwar bei einer Präeklamptischen.

Es handelte sich um eine 22jährige Primipara (J.-Nr. 1641/42), die wegen schwerer Nephropathie bereits 14 Tage vor der Entbindung die Klinik aufsuchte. Sie zeigte etwa 2% Eiweiß im Harn, leichte Ödeme und einen Blutdruck von 180/110 mm Hg. In der Austreibungsperiode wurde in den Wehenpausen ein systolischer Blutdruck von 170 mm Hg, während des Pressens immer wieder ein solcher von 220 mm Hg gemessen; also eine Druckzunahme von 50 mm Hg. Die Frau hat spontan geboren und erholte sich nach der Geburt rasch von ihrer Toxikose.

Die Beobachtung beweist, daß sich auch auf einen *wesentlich erhöhten Ausgangsblutdruck eine bedeutende weitere Steigerung infolge des Preßaktes aufpfropfen kann*. Auf Grund der früher ermittelten quantitativen Beziehungen läßt sich der bei diesen Preßwehen aufgewandte intrapulmonale Druck abschätzen, indem man die Blutdrucksteigerung durch den Richtungskoeffizienten 0,85 dividiert. Man erhält so als ungefähren Preßdruckwert 60 mm Hg, eine Zahl, die sehr wohl der Wirklichkeit entsprechen könnte.

Das beschriebene lineare Ansteigen des Blutdruckes bei raschem Anpressen ist eine auffällige Erscheinung, weil hier ein Vorgang im Körper durch eine sehr einfache mathematische Funktion ausgedrückt werden kann; sind doch biologische Reaktionen vielfach überhaupt nicht mathematisch darzustellen oder nur durch wesentlich kompliziertere Formeln wiederzugeben. Dies läßt daran denken, *es könnte sich dabei hauptsächlich um ein rein passives Geschehen im Kreislaufsystem handeln*, d. h. um einen größtenteils *physikalisch-mechanischen Vorgang*, durch den erst sekundär Lebensäußerungen ausgelöst werden. Ohne Zweifel wird das Blut im Thorax durch Pressung unter Druck gesetzt, und zwar um so mehr, je stärker die Spannung der Luft in der Lunge ist. Mit der physikalischen Tatsache, daß sich Druckänderungen in Gasen und Flüssigkeiten gleichmäßig fortpflanzen bis überall Gleichgewicht herrscht, stünde sogar ein lineares Ansteigen des Blutdruckes mit einem Steigungsmaß von 1,0 im Einklang, also ein Übereinstimmen des gemessenen Preßdruckes mit der Blutdruckzunahme. Ein solches Verhalten konnten wir nur selten beobachten. Meist ist das Ansteigen des Blutdruckes geringer als die Zunahme der Gasspannung im Bronchialbaum. Schon allein der Widerstand der Blut und Luft trennenden Scheidewände behindert die Druckübertragung von dem einen auf das andere System etwas. Die elastische Beschaffenheit der Gefäßwände bewirkt außerdem ein Ausweichen des Blutes aus dem Brustraum. Die Viscosität des Blutes und die beim Strömen auftretende Reibung führt zu einem peripherwärts zunehmenden Druckverlust. Auch die Einflußnahme des Pressens auf das Herz, d. h. auf seine Schlagzahl und sein Schlagvolumen ist in Betracht zu ziehen. Nach *Matthes* ist aber das Minutenvolumen bei der Pressung herabgesetzt und dementsprechend die Herztätigkeit in blutdrucksenkendem Sinne verändert. Durch die Dehnung der Lunge kommt ein elastischer Zug zustande, dessen Größe zwischen 5—15 mm Hg schwankt, ein Umstand, der den auf den Gefäßen und dem Herzen lastenden Druck etwas einschränkt. Schließlich ist zu bedenken, daß die Technik des Blutdruckmessens die Versuchsergebnisse beeinflußt; was wir mit Hilfe einer Gummimanschette erhoben haben, war ja immer der systolische Blutdruck vermehrt um die variable Größe des Stauüberdruckes und dieser verhält sich bei geringer Spannung der Arterienwände anders als bei stärker belasteten Gefäßen.

Die Richtigkeit der Ansicht, daß die anfängliche Blutdrucksteigerung während des Pressens großenteils ein passiver Vorgang im Kreislaufapparat, d. h. ein Wirkungseffekt physikalisch-mechanischer Natur ist, und zwar um so mehr je brüsker und rascher der Preßstoß erfolgt, soll nun im folgenden dargetan werden. Diese Anschauung wird zunächst durch den Einfluß des Zeitfaktors gestützt. Eine Beurteilung von Erscheinungen in unserem Körper ohne genügende Berücksichtigung der Zeit kann zu fehlerhaften Schlüssen führen. Dies gilt besonders auch für Versuche, bei denen ein Abströmen des Blutes aus dem Arteriensystem peripherwärts in Erscheinung tritt. Mit dem Ausfließen des Blutes aus dem arteriellen Speicher wird der Druck in diesem fortschreitend kleiner, und zwar nimmt er mit der Zeit immer weniger ab. ,,Der Druck ist eine Exponentialfunktion mit der Zeit als Exponent" *(H. v. Recklinghausen)*. Bei ruckartigem Anpressen ist dem Blut kaum Zeit gegeben, noch während der intrapulmonalen Druckerhöhung peripherwärts auszuweichen; bei langsamer ansteigendem Luftdruck im Thorax dagegen muß sich ein Abströmen des Blutes eher bemerkbar machen. Allerdings ist zu bedenken, daß der Organismus bei allmählich erfolgender Vergrößerung des intrapulmonalen Druckes auch mehr Zeit hat, sich den veränderten Verhältnissen anzupassen. Beim Preßstoß dagegen nimmt die Auswirkung physikalisch-mechanischer Natur ein erhebliches Ausmaß an, ehe der Organismus darauf antworten kann. Man muß also damit rechnen, daß sich bei entsprechenden Versuchen, über die nun berichtet werden soll, sowohl ein passives kreislaufmechanisches Geschehen als auch aktive Vorgänge im Organismus kombinieren. Versuchsanordnung und Voraussetzungen waren völlig gleich wie früher beschrieben, nur die Dauer des Anpressens wurde geändert. Man stellte den Frauen diesmal die Aufgabe, die Hg-Säule nicht, wie schon geschildert, in möglichst kurzer Zeit, sondern langsamer und gleichmäßig in ungefähr 2—3 Sek. auf die geforderte Höhe hinaufzupressen. Obwohl dies einen viel größeren Energieaufwand erheischt als das rasche Anpressen auf gleiche Höhe, waren doch 10 Versuchspersonen imstande, die Bedingungen ohne weiteres zu erfüllen. Die dabei beobachteten Blutdrucksteigerungen seien kurz tabellarisch wiedergegeben (Tabelle 3). Die Anfangsbuchstaben der Namen ermöglichen einen Vergleich mit Tabelle 1.

Tabelle 3.

Name, Alter, Ausgangswert des syst. Blutdruckes in mm Hg	Die oberen Zahlenreihen in den einzelnen Rubriken stellen die Preßdruckwerte, die unteren Zahlenreihen die entsprechenden Blutdruckwerte in mm Hg dar					
E. M., 25 Jahre, 100—110	20 112	30 120	40 130	50 134	60 132	70 134
F. M., 21 Jahre, 100—110	20 118	30 124	40 130	50 142	60 146	70 150
K. H., 32 Jahre, 110—120	20 130	30 138	40 146	50 150	60 150	70 148
K. K., 23 Jahre, 100—110	20 112	30 118	40 126	50 128	60 134	70 136
K. N., 27 Jahre, 100—110	20 112	30 114	40 116	50 122	60 128	70 132
O. O., 20 Jahre, 100—110	20 118	30 126	40 134	50 138	60 144	70 150
P. G., 20 Jahre, 100—110	20 118	30 124	40 132	50 142	60 142	70 144
R. R., 19 Jahre, 110—120	20 130	30 138	40 140	50 146	60 150	70 154
St. I., 27 Jahre, 110—120	20 116	30 126	40 136	50 140	60 150	70 154
T. M., 19 Jahre, 96—106	20 110	30 116	40 116	50 124	60 136	70 140

Die Gegenüberstellung der Versuchsergebnisse in Tabelle 1 und Tabelle 3 führt deutlich vor Augen, *daß die maximal erreichten Blutdruckwerte bei langsamem Anpressen hinter denen zurückbleiben, die man bei raschem Hochdrücken der Hg-Säule findet.* Nur die 21jährige F. M., eine sehr kräftig gebaute Nullipara, macht hier eine Ausnahme; eine sinnfällige Differenz ist nicht festzustellen. *Auch bei Schwangeren haben* wir wiederholt bei langsamem Preßakt eine wesentlich geringere Blutdruckerhöhung beobachtet als bei raschem. Bei den eben geschilderten Versuchen achteten wir lediglich darauf, daß das Anpressen langsamer als bei den früher beschriebenen Experimenten erfolgte; die Zeit wurde aber nicht genau gemessen. Der Zeitaufwand beim Hochdrücken der Hg-Säule betrug schätzungsweise etwa 2—3 Sek. Auf diese Ungenauigkeit in der Zeitbestimmung sind wohl auch die starken Abweichungen der Ergebnisse bei verschiedenen Frauen zurückzuführen. Immerhin, die große Bedeutung des Zeitfaktors geht daraus einwandfrei hervor.

Um die Abhängigkeit der Blutdrucksteigerung von der Geschwindigkeit mit der die Hg-Säule hochgepreßt wird, genauer zu überprüfen, sind wir folgendermaßen vorgegangen. Die Frauen erhielten die Aufgabe, das Manometer in 1 Sek., in 2, 3, 4, 5 und 6 Sek. jeweils mehrere Male auf einen bis zu 50 mm Hg gleichmäßig ansteigenden Druck zu setzen. Diesen Anforderungen konnten nur Versuchspersonen gerecht werden, die über einige Aufmerksamkeit und Geschicklichkeit verfügten. Die Mehrzahl von ihnen hat schon bei den anderen Versuchen mitgewirkt; sie sind an den Namen kenntlich; einige sind sonst nirgends erwähnt. Die Ergebnisse können aber nicht mit den oben in Tabelle 1 und 3 festgehaltenen Resultaten verglichen werden, da zwischen jenen und diesen

Tabelle 4.

Name, Alter	Die oberen Zahlenreihen in den einzelnen Rubriken geben die Zeit des Anpressens auf 50 mm Hg in Sekunden wieder; die unteren Zahlenreihen vermerken die entsprechenden systolischen Blutdruckwerte					
B. L., 33 Jahre	1 150	2 138	3 128	4 126	5 124	6 120
G. M., 27 Jahre	1 168	2 162	3 156	4 148	5 144	6 144
H. A., 27 Jahre	1 166	2 154	3 148	4 144	5 142	6 142
H. St., 28 Jahre	1 154	2 144	3 136	4 130	5 126	6 124
K. N., 27 Jahre	1 148	2 140	3 132	4 128	5 126	6 122
O. E., 36 Jahre	1 144	2 134	3 128	4 122	5 118	6 116
O. O., 20 Jahre	1 168	2 162	3 154	4 150	5 148	6 148
P. E., 35 Jahre	1 144	2 132	3 124	4 116	5 114	6 112
Sch. A., 20 Jahre	1 144	2 136	3 132	4 128	5 124	6 122
T. M., 19 Jahre	1 152	2 146	3 142	4 140	5 138	6 136

Versuchen Wochen und Monate liegen. Die jeweils ermittelten Blutdruckmaxima sind in Tabelle 4, welche 10 Beobachtungsreihen wiedergibt, festgehalten.

Aus den eben mitgeteilten Versuchen geht zweierlei hervor: Einmal ist die Blutdrucksteigerung im Beginne des Preßaktes, d. h. innerhalb der überprüften zeitlichen Grenzen um so geringer, je langsamer der intrapulmonale Druck ansteigt. Zum anderen nehmen aber die Blutdruckwerte mit der Verlängerung der Anpreßzeit keineswegs linear ab; der Unterschied in der Beeinflussung des Blutdruckes wird vielmehr zusehends kleiner, während die Dauer des Hochdrückens der Hg-Säule

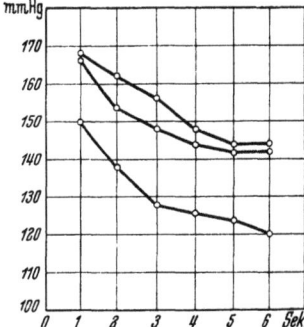 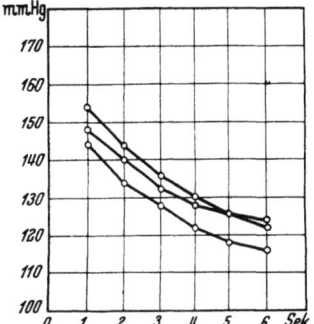

Abb. 3. Graphische Darstellung des sukzessiven Geringerwerdens der Blutdrucksteigerung mit der Zunahme der Anpreßzeit bei gleichem intrapulmonalem Enddruck von 50 mm Hg. Auf den Abszissen ist die Zeitdauer der Preßdruckerhöhung, auf den Ordinaten sind die entsprechenden Blutdruckwerte markiert. Kleine Kreischen kennzeichnen die Beobachtungsreihen. Die Linienzüge betreffen von oben nach unten die Namen G. M., H. A., B. L.

Abb. 4. Graphische Darstellung des sukzessiven Geringerwerdens der Blutdrucksteigerung mit der Zunahme der Anpreßzeit bei gleichem intrapulmonalem Enddruck von 50 mm Hg. Auf den Abszissen ist die Zeitdauer der Preßdruckerhöhung, auf den Ordinaten sind die entsprechenden Blutdruckwerte markiert. Kleine Kreischen kennzeichnen die Beobachtungsreihen. Die Linienzüge betreffen von oben nach unten die Namen H. St., K. N., O. E.

schrittweise um denselben Wert (d. h. in arithmetischer Progression) wächst; schon bei einer Preßzeit von 5 und 6 Sek. ergeben sich fast die gleichen Resultate. Die Abbildungen 3 bis 5 bringen die in Tabelle 4 enthaltenen Beziehungen sinnfällig zum Ausdruck. Auf den Abszissen ist die Zeitdauer des Anpressens, auf den Ordinaten sind die entsprechenden Blutdruckwerte markiert. Besonders deutlich tritt das Besprochene bei summarischer Wiedergabe hervor; wenn man die Mittelwerte aus sämtlichen 10 Versuchen der Tabelle 4 berechnet, so ergibt sich, einer Anpreßzeit von 1, 2, 3, 4, 5 und 6 Sek. entsprechend, ein durchschnittliches Ansteigen des Blutdruckes auf 153,8, 144,8, 138,0, 133,2, 130,4, 128,6 mm Hg. In Abb. 6 sind diese Zusammenhänge durch einen Linienzug festgehalten.

Unsere Versuche vermitteln einen ungefähren Einblick in das *Wesen der initialen Blutdrucksteigerung* beim *Valsalva*-Versuch. Wir glauben, daß die zwei wichtigsten Ursachen einer Blutdruckerhöhung ganz all-

Über die Blutdruckerhöhung im Beginne des Preßaktes. 313

gemein, nämlich eine veränderte Herztätigkeit oder ein Vasomotoreneffekt, zur Erklärung der genannten Erscheinung durchaus nicht ausreichen, denn mit diesen Einwirkungen allein wäre das beschriebene, beinahe gesetzmäßige Verhalten kaum zwanglos in Einklang zu bringen. Es bleibt daher noch die Annahme zu erörtern, daß an dem anfänglichen Blutdruckanstieg beim Pressen ein rein passives Geschehen im Gefäßsystem maßgeblich beteiligt ist; insbesondere soll die Fortpflanzung eines Druckstoßes in den Schlagadern vom Thoraxinneren gegen die Peripherie in Form einer Art Schlauchwelle in Betracht gezogen werden.

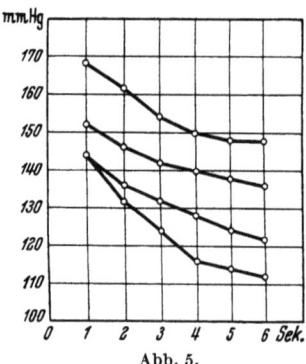
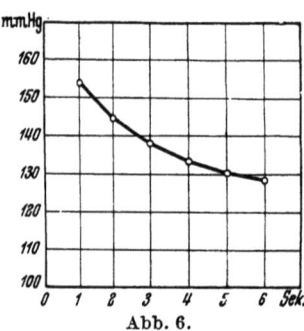

Abb. 5. Abb. 6.

Abb. 5. Graphische Darstellung des sukzessiven Geringerwerdens der Blutdrucksteigerung mit der Zunahme der Anpreßzeit bei gleichem intrapulmonalem Enddruck von 50 mm Hg. Auf den Abszissen ist die Zeitdauer der Preßdruckerhöhung, auf den Ordinaten sind die entsprechenden Blutdruckwerte markiert. Kleine Kreischen kennzeichnen die Beobachtungsreihen. Die Linienzüge betreffen von oben nach unten die Namen O. O., T. M., Sch. A., P. E.

Abb. 6. Graphische Darstellung des Durchschnittsergebnisses aus sämtlichen in Tabelle 4 und in den Abb. 3—5 festgehaltenen Beobachtungen.

Wenn im Bereiche eines elastischen, mit Flüssigkeit erfüllten, gespannten Schlauches das Gleichgewicht gestört wird, so entsteht eine Schlauchwelle, d. h. eine Zustandsänderung, die sich mit gesetzmäßiger Geschwindigkeit (welche von der Dicke und den Elastizitätsverhältnissen des Schlauches sowie von der spezifischen Masse der Flüssigkeit abhängt) fortpflanzt. Das arterielle Gefäßnetz zeigt wesentlich kompliziertere Verhältnisse als ein einfacher Gummischlauch, denn das Schlauchsystem der Schlagadern löst sich in der Peripherie in immer kleinere Äste auf und zeigt überdies eine lebende Wandung. Durch diese anatomisch-physiologischen Voraussetzungen kann eine Schlauchwelle zwar Abänderungen erfahren, das physikalische Geschehen bleibt aber im allgemeinen gleich wie in einem elastischen Behälter aus totem Material; das beweist die Pulswelle.

Der als Schlauchwelle bezeichnete physikalische Vorgang kann dadurch ausgelöst werden, daß Flüssigkeit in einen bereits gefüllten gedehnten Schlauch eingepreßt wird. Eine analoge Wellenbewegung entsteht aber auch, wenn ein solcher Schlauch an umschriebener Stelle seiner Wand einen Stoß erfährt oder wenn ein Teil von ihm plötzlich allseitig unter Druck gesetzt wird. Als Beispiel für jene Art der Wellenbildung sei die Pulswelle kurz erwähnt; das Herz pumpt immer wieder eine bestimmte Blutmenge in das gespannte Arterienschlauchsystem und verursacht so das rhythmische Geschehen in den Schlagadern. Ein Paradigma für den anderen Mechanismus der Entstehung von Schlauchwellen stellt der *Valsalva*-Versuch dar; sämtliche mit Blut gefüllten elastischen Behälter in Brust- und Bauchhöhle werden beim Preßakt je nach seiner Vehemenz und Ausgiebigkeit mehr oder minder plötzlich und heftig von außen her mechanisch beeinflußt. Die dadurch hervorgerufene Änderung der Druck- und Strömungsverhältnisse muß sich mit entsprechender Geschwindigkeit gegen die Peripherie ausbreiten. Dort kann es zum Rückprall und damit zu einer vorübergehenden besonders starken Belastung der Gefäßwände kommen. Durch vermehrtes Abströmen des Blutes aus dem arteriellen Speicher ist aber auch eine Möglichkeit des Druckausgleiches gegeben. Denn mit dem Ausfließen des Blutes aus den Schlagadern nimmt der Blutdruck kontinuierlich aber um so langsamer ab, je länger das Abströmen dauert; der Druck ist eine Exponentialfunktion mit der Zeit als Exponent.

Es ist zu erwarten, daß diese Beziehungen auch bei unseren Beobachtungen zur Geltung kommen. Die Linienzüge in den Abbildungen 3 bis 5 können tatsächlich entsprechend zergliedert werden. Wir möchten ihrer Entstehung folgende Deutung geben. Ein Preßstoß von beispielsweise 50 mm Hg Preßdruckhöhe, der 1 Sek. dauert, führt zu einem erheblichen momentanen Ansteigen des Blutdruckes. Wenn die gleiche intrapulmonale Druckerhöhung aber erst innerhalb von 2 Sek. zustande kommt, also nach der 1. Sek. im Bronchialbaum nur ein Luftdruck von etwa 25 mm Hg herrscht, ist die Stoßwirkung auf die thorakalen Bluträume geringer; es wird dementsprechend nach dieser Zeit der Blutdruck wesentlich niedriger sein als früher. Während nun in der 2. Sek. die Gasspannung in der Lunge allmählich auf 50 mm Hg steigt, kann bereits das Abströmen des Blutes aus den Arterien nach der Peripherie hin einer weiteren Blutdruckerhöhung entgegenwirken. Ähnliche Überlegungen gelten auch für eine noch längere Dauer des Anpressens. Bei den genannten Beobachtungen scheint somit das beschriebene lineare Ansteigen beim Pressen, das Geringerwerden der Stoßwirkung mit der Zunahme der Anpreßzeit, sowie das einem Exponentialgesetz folgende Absinken des Blutdruckes durch Abströmen des Blutes nach der Peripherie zum Ausdruck zu kommen. Auch eine veränderte Herztätigkeit (Abnahme des Minutenvolumens durch schlechtere Füllung der Ventrikel, Bradykardie) und vasomotorische Einflüsse können besonders bei einem mehrere Sekunden dauernden Anpressen einen bedeutenden Einfluß ausüben.

Die Vorstellung, daß *mit Beginn des Valsalva-Versuches in den Arterien ein sich wellenartig ausbreitender Stoß, eine Art Schlauchwelle zustande kommt*, läßt sich mit folgenden Versuchsergebnissen in Einklang bringen:

1. Der Blutdruck steigt bei einem rasch durchgeführten Preßakt mit der Preßdruckzunahme annähernd linear an.

2. Die Blutdruckerhöhung wird mit der Verlängerung der Anpreßzeit immer geringer.

Für die Richtigkeit dieser Anschauung kann man einen zwingenden Beweis erbringen, und zwar durch einen Selbstversuch: Nach dem Anlegen der Gummimanschette eines Blutdruckmeßapparates an einem Oberarm wird diese etwas über den systolischen Blutdruck hinaus aufgeblasen; bei der Vornahme eines *Valsalva*-Versuches kann man nun nahezu synchron mit dem Anpressen in der Tiefe der Abschnürungsstelle ein einmaliges zartes Anschlagen verspüren, ähnlich wie wenn hier irgendetwas anstoßen oder einströmen würde. Das ständig gleiche zeitliche Verhältnis dieser Sensation zum Preßstoß legt nahe, daß hier keine Pulswelle vorliegt, die anschlägt, sondern eine Schlauchwelle anderer Ursache. Die nur Bruchteile einer Sekunde betragende Zeitspanne zwischen dem Einsetzen des Preßaktes und dieser Wahrnehmung ist ein Maß für die Fortpflanzungsgeschwindigkeit der Wellenbewegung.

Aus diesem Selbstversuch geht hervor, daß im Beginne des Preßaktes eine wellenartige Blutdrucksteigerung auftritt. Ihre Ausmaße hängen, wie die anderen Versuche zeigen, von der Dauer und der Höhe des Preßdruckanstieges ab.

Es drängt sich nun die Frage nach der *Bedeutung dieses Vorganges* auf. Die erhebliche momentane, wenn auch nur kurzdauernde wellenartige Blutdruckerhöhung könnte sich schädlich auswirken. Zumal in der Peripherie, wo in den kleinsten Arterien eine Reflexion mit positivem Vorzeichen und damit eine weitere Druckerhöhung eintritt, muß mit einer erheblichen mechanischen Beanspruchung der Gefäße gerechnet werden. Daß diese einer solchen für gewöhnlich gewachsen sind, zeigt das tägliche Leben. Immerhin, unter krankhaften Umständen, bei pathologischen Veränderungen in den Gefäßwänden, ist eine verhängnisvolle Auswirkung zu befürchten. Es sollen hier nicht alle Möglichkeiten zur Sprache kommen, die in dieser Hinsicht gegeben sind, nur auf einige vom Standpunkt der Geburtshilfe und Gynäkologie wichtige Beziehungen sei kurz eingegangen.

Zunächst soll die als *Austreibungsperiode* bezeichnete Geburtsphase mit der normalerweise erfolgenden Betätigung der Bauchpresse von diesem Gesichtspunkt aus betrachtet werden. Da für gewöhnlich die Geburten ein Lebensalter betreffen, in dem der Kreislaufapparat noch auf der Höhe seiner Leistungsfähigkeit steht, wird eine Gefährdung der Gebärenden kaum entstehen können. Bei Eklamptischen aber kommen

Gefäßveränderungen vor; in den kleineren Gefäßen findet man vielfach Thromben; die Gefäßwandzellen der kleinen Hirngefäße und Capillaren sind herdweise verfettet; auch Ablagerungen von Kalk in der Gefäßwand im Bereiche des Corpus pallidum und des Nucleus dentatus wurden beschrieben. Solche Abänderungen machen die Blutgefäße weniger widerstandsfähig; es besteht daher die Möglichkeit, daß sie beim Preßakt leichter zerreißen, zumal sie durch erhöhten Blutdruck schon vor der Betätigung der Bauchpresse vielfach stärker in Anspruch genommen sind. Es erscheint daher angebracht, bei den bisweilen auftretenden Gehirnblutungen Eklamptischer unter anderem an die beschriebene mechanische Einwirkung zu denken. Ein vehementes Pressen dürfte daher bei Präeklampsie mitunter nicht ungefährlich sein.

Geschädigte Gefäße mit erhöhter Zerreißlichkeit bilden einen wichtigen ursächlichen Faktor der *vorzeitigen Lösung einer normal sitzenden Placenta*. Pankow konnte eine Gefäßzerreißung bei diesem Krankheitsbild im mikroskopischen Schnitt nachweisen; auch stellte er fest, daß die Blutungen schubweise aufgetreten waren, denn man sah alte und frischere Blutungsherde in der Umgebung des zerrissenen Gefäßes. Falls die mit dem Preßakt einhergehende wellenartige Blutdruckerhöhung eine derartige Rhexisblutung auszulösen imstande wäre, was durchaus möglich erscheint, könnten auch die als posttraumatisch entstanden aufgefaßten vorzeitigen Lösungen wenigstens teilweise unter einem einheitlichen ätiologischen Gesichtspunkt betrachtet werden, denn bei Traumen und Anstrengungen kommt es sehr häufig zur Betätigung der Bauchpresse. Auf Grund solcher Zusammenhänge erscheint bei vorzeitiger Lösung der Placenta, sofern diese durch Gefäßveränderung bedingt ist, das Pressen bedenklich.

Unter den zahlreichen Ursachen einer *Fehlgeburt* verdienen traumatische Einflüsse eine besondere Würdigung. Wenn auch die Angaben, die von den Frauen gemacht werden, aus naheliegenden Gründen vielfach nicht den Tatsachen entsprechen, muß doch zugegeben werden, daß beispielsweise eine brüske Körperbewegung, eine sportliche Überanstrengung, ein Sturz vom Fahrrad und dergleichen mehr einen Abortus auslösen können. Die Entstehungsweise der Fehlgeburt bei solchen und ähnlichen Ereignissen läßt verschiedene Deutungen zu. Eine heftige Körpererschütterung und damit einhergehend eine grobe mechanische Alteration des Uterus ist an sich imstande, eine Ablösung des Eies herbeizuführen. Kontraktionen der Gebärmutter, ausgelöst durch solche Zwischenfälle, könnten, evtl. unterstützt durch vasomotorische Einflüsse, ein Gleiches tun. Wir möchten in diesem Zusammenhang auch die momentane Blutdruckerhöhung infolge Betätigung der Bauchpresse berücksichtigen; bei den genannten Vorkommnissen wird sie ja häufig reflektorisch eingeschaltet. Die das Ansteigen des Blutdruckes begleitende Wellenbewegung ist wohl imstande, die kleinen Schlagadern in der Nähe des Trophoblasten, der Placentarzotten, die infolge der cytolytischen Tätigkeit des Eies bedeutende Wandschädigungen aufweisen, zu zersprengen. Wir glauben somit, in der bei Traumen im weitesten Sinne des Wortes auftretenden Preßbewegung eine gelegentliche Abortusursache erblicken zu dürfen.

Ähnlich wie bei der Fehlgeburt scheinen die Verhältnisse bei der Störung einer *Tubenschwangerschaft* zu liegen. Als auslösendes Moment kommt hier unter anderem schwere körperliche Arbeit, z. B. Heben schwerer Gegenstände, in Betracht. Die bei solchen Anlässen naturnotwendig auftretende Pressung führt zu einer plötzlichen Blutdrucksteigerung und diese kann durch die Einwirkung des Eies bereits usurierte Arterien zum Bersten bringen. Ob daraus im weiteren Verlauf ein äußerer oder innerer Fruchtkapselaufbruch entsteht, hängt lediglich von den örtlichen Gegebenheiten ab.

Daß sich Preßbewegungen bei allen *Zerreißungen im Bereiche der Geburtswege,* wenn größere Arterien betroffen sind, gelegentlich verhängnisvoll auswirken dürften, ergibt sich ebenfalls aus dem mechanischen Einfluß der arteriellen Druckwelle. Ist die Rißblutung beispielsweise durch Blutgerinnung vorübergehend zum Stillstand gekommen, so könnte diese Wellenbewegung unter Umständen die Gefäßwand dehnen, den Thrombus ablösen und ausstoßen; ein neuerlicher Blutverlust wäre die Folge.

Auf gynäkologischem Gebiete könnte hinsichtlich der Ursachen einer *Stieldrehung von Ovarialtumoren* unserer Auffassung einige Bedeutung zukommen. Jede wellenartige Blutdrucksteigerung muß eine gewisse hämodynamische Wirkung entfalten, und zwar ganz allgemein durch den Rückprall in der Peripherie, bei gut gestielten Eierstocksgeschwülsten mit leicht spiralig gedrehtem Stiel, aber auch infolge der Schraubenlinien, welche die Gefäße beschreiben. Diese hämodynamische Kraftentfaltung ist imstande, je nach ihrer Richtung die durch das Beharrungsvermögen im Sinne der *Sellheim*schen Theorie hervorgerufenen Einflüsse zu verstärken oder auch abzuschwächen, den von Fall zu Fall verschiedenen anatomischen Voraussetzungen entsprechend.

Endlich sei noch kurz der *Carcinomblutungen* gedacht. Durch das infiltrierende Wachstum sind die arteriellen Gefäße manchmal weitgehend geschädigt. Die bei schweren Arbeiten und beim Pressen auftretenden Blutungen entstehen zum Teil durch die mechanische Alteration der Geschwulst, weil der Uterus dabei gegen den Beckenboden angedrückt wird. Gleichzeitig aber wirkt sich wohl auch manchmal die Blutdruckerhöhung aus, die die krankhaften Gefäße zersprengt.

Zusammenfassung.

Aus Versuchen an 20 gesunden nichtschwangeren Frauen zwischen 18 und 37 Jahren geht hervor, daß bei einem rasch erfolgenden ruckartigen Preßakt ein Ansteigen des systolischen Blutdruckes zustande kommt, dessen Ausmaße weitgehend von den dabei in der Brusthöhle auftretenden Luftdruckveränderungen abhängen. Innerhalb eines Preßdruckintervalles von 20—70 mm Hg steigt der systolische Blutdruck mit der Zunahme der intrapulmonalen Luftspannung *linear* an. Der Blutdruckzuwachs läßt sich zahlenmäßig angeben, indem man den aufgewandten Preßdruck mit dem Richtungskoeffizienten $0,85 \pm 0,1$ multipliziert.

Hochschwangere zeigen im wesentlichen die gleichen Verhältnisse. Versuche an 10 solchen Frauen ergaben ein Steigungsmaß von $0,85 \pm 0,13$.

Langsames Anpressen treibt den Blutdruck weniger in die Höhe als eine rasch erfolgende intrapulmonale Steigerung des Luftdruckes; je mehr Zeit diese in Anspruch nimmt, um so geringer ist (innerhalb der überprüften Zeitspanne bis zu 6 Sek.) die Beeinflussung des Blutdruckes; mit der Zunahme der Zeit werden auch die Unterschiede zusehends kleiner.

Der Blutdruckerhöhung, die im Beginne des *Valsalva*-Versuches auftritt, liegt unter anderem ein in den Schlagadern vom Thoraxinneren gegen die Peripherie sich wellenartig ausbreitender Stoß (Schlauchwelle) zugrunde; durch einen Selbstversuch kann man diese Wellenbewegung nachweisen.

Die Bedeutung der wellenartigen Blutdruckerhöhung im Anfange des Preßaktes wird unter besonderer Berücksichtigung geburtshilflichgynäkologischer Gesichtspunkte erörtert.

Schrifttum.

Bruck: Dtsch. Arch. klin. Med. **91**, 171 (1907). — *Bürger:* Klin. Wschr. **1926 I**, 777, 825. — *Fellner, O.:* Mschr. Geburtsh. **14**, 370; **16**, 852. — *Frey:* Zit. nach *Hansen.* — *Hansen:* Arch. Gynäk. **171**, 106. — *Jaschke, v.:* Arch. Gynäk. **94**, 809. — *Mathes, P.:* Halban-Seitz, Bd. III. — *Matthes, K.:* Klin. Wschr. **1938 I**, 472. — *Ohligmacher* u. *Doerr:* Zbl. Gynäk. **1935**, 1154. — *Oppenheimer:* Ref. Ber. Gynäk. **7**, 888. — *Pankow:* Halban-Seitz, Bd. VIII, Teil 1. S. 85, — *Recklinghausen, H. v.:* Blutdruckmessung und Kreislauf. Dresden u. Leipzig: Theodor Steinkopff. — *Schlippe:* Dtsch. Arch. klin. Med. **76**, 450. — *Schröder, H.:* Mschr. Geburtsh. **17**, 561. — *Wagner, R.:* Methodik und Ergebnisse fortlaufender Blutdruckschreibung am Menschen. Leipzig: Georg Thieme 1942. — *Wezler* u. *Knebel:* Z. Biol. **98**, 99, 302; **99**, 355. — *Woodbury, Hamilton* and *Torpin:* Amer. J. Physiol. **121**, 640 (1938).

GPSR Compliance

The European Union's (EU) General Product Safety Regulation (GPSR) is a set of rules that requires consumer products to be safe and our obligations to ensure this.

If you have any concerns about our products, you can contact us on

ProductSafety@springernature.com

In case Publisher is established outside the EU, the EU authorized representative is:

Springer Nature Customer Service Center GmbH
Europaplatz 3
69115 Heidelberg, Germany